LETTRE AUX JOURNAUX

SUR LE

CHOLÉRA MORBUS ASIATIQUE

Sa cause et ses effets dans l'organisme humain

PAR

Henri GUIBERT

de Cadix

*Auteur de l'opuscule le Choléra guéri par une opération indienne
praticable par tout le monde. 1855.*

LYON

IMPRIMERIE A. WALTENER ET Cᵉ

14, Rue Belle-Cordière, 14

1884

Juillet 1884

Monsieur,

Je n'ai pas voulu publier jusqu'à ce jour l'exposé de mes nombreuses observations sur l'épidémie cholérique qui règne actuellement dans certaines localités de France, jusqu'à ce que l'expérience ait de nouveau prouvé le néant des théories de nos savants sur la cause du choléra-morbus asiatique, qui promet d'envahir l'Europe entière, et contre lequel les barrières humaines sont inutiles.

J'ai gardé le silence sur l'inefficacité des traitements recommandés par nos célébrités médicales, sans cesse en désaccord entre elles, parce qu'elles ignorent l'origine de cette terrible maladie, de même que sa marche dans l'organisme.

Le moment me paraît arrivé de venir exposer par écrit ce que depuis trente années, je n'ai cessé d'expliquer à toutes les personnes qui ont bien voulu prêter quelque attention à mes découvertes, auxquelles j'ai été amené par l'application d'un procédé curatif qui donne, depuis des siècles, des preuves de son efficacité dans les îles de la Sonde, comme il en a donné à Cadix en 1854, et à Marseille en 1855.

Les innombrables guérisons obtenues dans toutes les périodes de cette maladie, par l'application rationnelle du procédé *Indo-Malais*, prouvent, qu'il est facile de se rendre maître du mal, de l'anéantir et de rétablir la santé chez une personne attaquée.

Le choléra asiatique n'est redoutable que parce que les traitements médicaux sont impuissants, inefficaces, quand ils ne sont pas une cause d'aggravation du mal.

J'ai toujours pensé que pour combattre avec succès

une maladie quelconque, il fallait, avant toutes choses, connaître ce qui l'a produite. Y ai-je réussi ? Il faut l'espérer, puisque j'affirme que la synthèse du choléra asiatique peut, sur mes données, se faire dans un cabinet de physique.

D. — A quoi doit-on attribuer l'apparition à certaines époques de ce terrible fléau ?

D. — Comment se développe-t-il dans les localités où il se manifeste subitement sans prodromes ?

En d'autres termes :

QU'EST-CE QUE LE CHOLÉRA MORBUS ASIATIQUE ?

Avant de répondre à cette question qui entraîne le développement de mes théories, je crois devoir déclarer, comme chose certaine, indéniable, que le choléra asiatique n'est pas dû à des microbes, à des bacilles, à des bactéries.

Il est incontestable, et j'en demande pardon à la nouvelle école, dont les découvertes ont été si vraies pour toutes les maladies infectieuses dues à des ferments vivants, qu'il n'existe pas le moindre microbe dans le choléra asiatique; que, par conséquent, on n'a pu et on ne pourra jamais en découvrir. Le néant des recherches dans les autopsies faites par les disciples de notre illustre et consciencieux savant, *M. Pasteur*, le prouve déjà suffisamment, et les travaux futurs confirmeront l'opinion que j'avance.

La cause qui produit dans le corps humain le poison cholérique est *Tellurique*, sans nul doute. Elle n'est autre que le dégagement du sol du *gaz azote*, nécessaire à la végétation, et indispensable à l'équilibre du composé binaire de l'air respirable, en 76 % d'azote et 24 % d'oxygène.

Ce gaz invisible est, comme tous les gaz, un toxique, puisqu'il ne peut être respiré seul, sans amener la mort chez les animaux. La nature a dû le combiner dans les proportions citées, pour le rendre utile à la vie.

Dans son état normal de production, il n'a sur l'organisme de l'homme, en dehors de la respiration, aucun effet nuisible ; mais sitôt que par une cause que j'ai entrevue il est *électrisé*, comme l'oxygène formant de l'*ozone*, il acquiert des propriétés *sui generis*, dont la science ne se doute probablement pas encore, et que je connais depuis trente années.

Des expériences récentes fort remarquables faites par *M. Berthelot,* notre célèbre chimiste, prouvent ce que j'affirme. Il a obtenu de l'*acide cyanhydrique* par le même procédé employé par la nature dans le choléra.

Le *gaz azote* électrisé a, pour le carbone, une affinité extrême. Il s'unit à lui pour former un nouveau gaz toxique, connu en chimie sous la dénomination de *cyanogène.*

D. — Que se passe-t-il donc pendant une épidémie de choléra asiatique ?

L'*azote* électrisé s'échappant du sol en innombrables fumerolles invisibles, si un individu se trouve placé sur la colonne qui se dégage, pénètre par inoculation dans les muscles des jambes, où il rencontre du carbone en quantité suffisante pour former un globule de *cyanogène* qui se loge dans le tissu musculaire. Or, le *cyanogène* qui est un poison, est la base de l'*acide cyanhydrique,* autrement dit l'*acide prussique.*

Dans une des dernières séances de l'Académie de Médecine, *M. Gautier* l'a entretenue de la découverte de la *Xantine* dans l'urine de l'homme. Or, la *Xantine,* d'après ce savant, n'est autre chose que du *cyanogène oxygéné.*

La période d'incubation de la maladie dure quelquefois plusieurs jours, d'autres fois quelques instants seulement. Elle dépend de la puissance du gaz inoculé,

et de la quantité de *carbone* qu'il rencontre et auquel
il s'unit. C'est pourquoi les personnes vigoureuses,
fortement musclées, sont plus exposées à une attaque
violente, foudroyante, que celles d'une constitution af-
faiblie. J'en ai eu de nombreuses preuves.

Dans une ville où le *choléra* règne épidémiquement,
il est assez facile de se rendre compte de l'inoculation
dont j'ai parlé. Elle échappe, la plupart du temps, à
l'attention des personnes non prévenues, qui circulent
dans les rues, à cause de la rapidité de la marche :
mais pour celles avisées, il leur est facile de constater
le long des cours d'eau, des ruisseaux, dans les angles
des trottoirs, des maisons, l'impression produite, qui
consiste dans la sensation d'un petit corps froid, ressemblant assez à celui d'un insecte glacé grimpant le
long du mollet. Elle est immédiatement suivie de lé-
gères titillations des muscles.

L'INOCULATION DU GAZ AZOTE ÉLECTRISÉ EST FAITE.
VOUS ÊTES ATTEINT DU CHOLÉRA·

Le *cyanogène*, quand il n'est pas encore en contact avec l'hydrogène, pour former de l'acide prussique qui foudroie, n'en est pas moins un poison stu-
péfiant, qui a la propriété de paralyser les muscles et
de détruire la faculté absorbante des muqueuses.

C'est à cet état des muscles sous l'influence du
toxique, qu'est due l'impuissance de la médication sur le
malade arrivé à la deuxième période (cyanique), caractérisée par la paralysie des muscles abdominaux. Elle
s'étend peu à peu dans tous ceux du corps, par rayon-
nement de l'action du poison, et finit par constituer la
troisième période, dite *Algide*, qui amène la mort.

Il est un fait acquis pour moi, que le cyanogène,
pendant toute son action toxique, ne perd pas l'électrisation de sa base. Il fait naître ainsi dans son par-

cours vers le thorax, un contre-courant, qui a la propriété de faire pénétrer dans les intestins, par un effet
d'endosmose, la lymphe qui s'y déverse. De là ces
diarrhées blanches, ressemblant à de l'eau de riz, re-
jetées par des effets péristaltiques des intestins, c'est-à-
dire par des jets violents et subits.

La lymphe rejetée est pure, c'est-à-dire qu'elle ne
contient aucune particule du poison cholérique, lequel
se maintient dans les muscles. Par conséquent, j'opine
que les déjections des malades ne peuvent, en aucune
manière, communiquer à des tiers la maladie. Le globule de cyanogène est souvent de si petite dimension,
que si les déjections en contenaient des parcelles, le
malade serait bientôt débarrassé de la totalité du poison par l'effet seul des diarrhées. Il n'en est malheureusement pas ainsi.

Les évacuations alvines, qu'il faut à tout prix arrêter, par leur abondance réitérée, privent le malade de
toute ou à peu près toute sa lymphe. De là, la conséquence logique, que le sang ne trouvant plus ce liquide,
si nécessaire à sa reconstitution, devient noir, épais,
visqueux, semblable à du goudron. Dès lors la vie
n'est plus possible, parce qu'il est au dessus de la puissance humaine de reconstituer artificiellement ce liquide
indispensable à la vie. La mort est donc certaine dans
ce cas.

C'est à la privation de la lymphe que le malade doit
la disparition des urines.

J'ai dit que l'inoculation se faisait par les jambes, et
que le globule de cyanogène une fois formé (tantôt
gros comme la tête d'une épingle ; tantôt du volume
d'un pois, ainsi que je l'ai trouvé trois fois sous cu-
tané en 1855 à Marseille sur deux enfants et une
grande personne) a une tension marquée à suivre les
muscles, à pénétrer dans ceux de l'abdomen, se diri-

geänt vers le *Thorax*. S'il y pénètre, ce qu'il faut em-
pêcher, ce qui est le but des embrocations Indo-
malaises, le malade est perdu. Les faciès de la mort se
présentent aussitôt, et le malade expiré dans l'asphyxie
par suite de la paralysie des muscles releveurs et du
diaphragme. L'impossibilité d'atteindre cette bulle de
cyanogène, une fois dans le thorax, rend la mort certaine. C'est une question d'heures.

Un des caractères indicatifs de la situation du poison dans les muscles, consiste en ceci :

Les diarrhées cholériques, quand elles se présentent
seules, sans vomissements, indiquent que la bulle de
cyanogène est encore dans les parties inférieures du
corps, les jambes, dont les muscles subissent des con-
tractions violentes occasionnées par le poison. Ce sont
les crampes.

Lorsque les vomissements accompagnent les diarrhées, c'est que les muscles abdominaux sont sous
l'action directe du poison, qui conserve, comme je l'ai
déjà dit, l'électrisation de sa base. Aussi trouve-t-on
souvent dans les autopsies cholériques le *jejunum* et le
duodenum invaginés dans l'estomac. Or, aucune puissance humaine ne peut obtenir cet effet, si ce n'est
une force électrique d'induction.

Etudions maintenant ce qui se passe dans chacune
des trois périodes du *choléra morbus asiatique*, en
commençant par la mort foudroyante.

L'union du cyanogène à une faible partie d'hydrogène à l'état naissant formant de l'acide cyanhydrique,
la mort est instantanée.

La colonne d'azote électrisé, surchargée, agit alors
avec une rapidité telle, qu'elle ne donne pas le temps
à la personne inoculée de s'apercevoir qu'elle est at-
teinte de la maladie. La pénétration est si rapide, si
puissante, qu'elle ne peut être combattue. Le malade

succombe. Il est toutefois nécessaire de s'assurer si la mort est réelle, car il est des cas trop nombreux, où elle n'est qu'apparente, et entraîne, surtout par des enterrements précipités, de douloureuses erreurs. Mais si l'autopsie du cadavre est faite, sans trop de retard, et qu'on fasse emploie d'un réactif, on peut se rendre compte de la présence de l'*acide prussique* dans les muscles. La présence du cyanogène dans le sang veineux est à peu près constante.

Telle est la cause des cas dits foudroyants. On trouvera à la page 27 de l'édition espagnole de ma brochure « *Le choléra guéri par une opération indienne praticable par tout le monde,* » le conseil aux médecins, qui feront des autopsies de cadavres cholériques, de ne pas se blesser, parce qu'ils s'exposeraient à être foudroyés.

La première période du choléra, généralement appelée *cholérine*, peut être plus ou moins grave. Dans cette première période, la paralysie des muscles n'existe pas encore. La muqueuse de l'estomac conserve sa propriété d'absorption ; aussi n'est-ce que dans cette période que les médicaments ont un pouvoir de dérivation du mal. Ils agissent comme antispasmodiques et sudorifiques, chassant par les pores les éléments du poison, souvent incomplètement formé.

Mais là s'arrête la puissance de la médecine, et l'effet produit par les médicaments divers qui peuvent juguler le mal.

La deuxième période, caractérisée par la *Cyanose* avec *aphonie, crampes, vomissements, diarrhée, coliques lancinantes,* l'art de guérir ne peut plus rien.

Tout individu qu'on s'obstine à médicamenter, ajoute à son état très grave, des complications typhoïdes, dans le cas où une réaction s'opérerait naturellement ou artificiellement. La résorption de tous les médicaments ayant lieu, produit des effets mortels, c'est-à-dire un nouvel empoisonnement. C'est pourquoi les *Indo-Malais* recommandent l'abstention absolue, non seulement de produits pharmaceutiques, mais même l'eau simple et froide.

Dans toutes les périodes, surtout les deux dernières, il faut s'abstenir en absolu, de toute boisson froide, celle-ci ayant la propriété, en pénétrant dans l'estomac, de condenser dans les muscles le *Cyanogène*, qui devient adhérent, et ne peut plus être éliminé par aucun procédé. Toute boisson pouvant produire de l'hydrogène expose le malade à une mort foudroyante. Il en est de même pour toutes les boissons gazeuses, parce qu'elles contiennent de l'*acide carbonique* qui favorise le développement de la maladie.

Il est indispensable que le corps du malade soit tenu dans un état constant de chaleur, parce que tout refroidissement peut être mortel par la condensation du gaz cyanogène. Cette précaution est surtout indispensable pendant la réaction qui s'opère après les embrocations *Indo-Malaises*, amenant une transpiration très abondante, et par conséquent rétablissant la vitalité des muscles et la faculté d'absorption des muqueuses, par l'élimination du *gaz cyanogène* disséminé. On comprend alors que tout refroidissement entraînerait la mort.

Il existe encore une substance qui produit un effet nuisible : c'est *le sucre*. Il faut s'en abstenir dans tout liquide administré à un malade cholérique, parce qu'il produit du carbone par sa décomposition dans l'estomac.

La troisième période, dite *Algide*, est caractérisée par le paroxysme de l'effet du poison. *Paralysie générale, cyanose sur tout le corps par plaques livides : froid sui generis : peau visqueuse happant la main qui frictionne.*

Les probabilités de guérison sont alors bien réduites, mais non impossibles.

Dans cette période et la précédente, le procédé des embrocations *indo-malaises*, faites selon certaines règles, donne souvent des résultats merveilleux, rappelant à la vie des malades laissés pour morts. Il est de toute nécessité que les autorités et le public sachent qu'on enterre, pendant les épidémies cholériques, un nombre considérable d'individus encore VIVANTS, qui entendent, sans pouvoir manifester leurs sensations, ce qui est la conséquence de la paralysie générale. En 1855 à Marseille, j'ai eu trois cas probants. En 1854 à Cadix, plusieurs se sont produits dans la rue sous les yeux du public.

D. — Existe-t-il un moyen curatif du choléra morbus asiatique ?

Les médecins qui ont étudié la maladie dans toutes ses phases, tout en ignorant la cause qui la produit, répondent qu'il n'en existe point, puis qu'on a essayé toutes les combinaisons pharmaceutiques, sans jamais arriver dans la 2ᵉ et la 3ᵉ périodes, à la destruction de la paralysie des muscles, et au retour de l'absorption par les muqueuses.

Cet aveu de la médecine prouve qu'elle n'a jamais guéri un cas dans une de ces deux périodes. Elle est donc encore désarmée.

Eh bien ! il existe un procédé, dont les indigènes des îles de la Sonde font usage de père en fils, depuis des siècles, qui amène dans la généralité des cas, la destruction de cette paralysie par le déplacement du poison, que des embrocations habilement faites suivant l'expérience, poussent dans les intestins pour le noyer dans les liquides qui y sont contenus. Puis une transpiration abondante, souvent naturelle, qu'on doit aider par une infusion de thé noir bouillant, sans sucre, élimine par les pores ce qui peut rester de cyanogène dans les muscles.

La disparition du poison permet à tous les organes de reprendre leurs fonctions naturelles, et par conséquent le retour à la vie sans subir *l'état typhoïde* très souvent mortel.

Il est facile de se rendre compte de l'impuissance des médicaments contre l'empoisonnement par *l'acide cyanhydrique*, qui ne peut être décomposé que par un excès d'ammoniaque, ainsi que l'indiquent les ouvrages de chimie. Toutefois la découverte de la *Xantine* par *M. Gauthier*, dont j'ai déjà parlé, pourrait par les inhalations d'*Oxygène* produire, peut-être, un effet salutaire, en transformant en *cyanogène oxygéné le gaz pur cyanogène* renfermé dans les muscles. Reste à savoir si l'action de l'oxygène aspiré sera assez prompte pour atteindre le poison avant qu'il produise la paralysie, d'abord locale, puis générale.

En 1855, j'ai publié en diverses langues un opuscule intitulé : « *Le choléra guéri par une opération* « *indienne praticable par tout le monde,* » dans lequel je relate minutieusement le procédé curatif *Indo-Malais*. Cette brochure est malheureusement épuisée. Je donnerai plus bas quelques extraits des parties essentielles de cette méthode qui est, dans son application, d'une extrême simplicité. Elle permet, sans médicaments et sans aides, de se guérir soi-même, dès que les premiers symptômes du mal se présentent, ou de se faire opérer par une personne experte, dès qu'on est arrivé à la seconde période (cyanose).

D. — Quel peut être le moyen prophylactique pour se garantir d'une manière efficace contre la cause cholérique ?

Je n'en connais qu'un seul, c'est *la soie*, qui est un mauvais conducteur de l'électricité, c'est-à-dire *un isolant*. On comprend que si un individu couvre ses jambes jusqu'aux genoux, de bas de soie ou de jambières en soie, doublées d'une étoffe de coton, à placer intérieurement ; et qu'il ait soin d entourer le buste, des aisselles à l'aine, d'une ceinture en soie, doublée aussi d'une étoffe de coton, la soie sur la peau, il doit se trouver à l'abri de l'inoculation par l'*azote électrisé;* par conséquent ne pas être atteint par la maladie. Ce préservatif n'est d'une absolue nécessité que tout autant qu'on est debout, c'est-à-dire durant le temps où la colonne vertébrale se trouve perpendiculaire au sol, ou bien formera avec celui-ci un angle de 45° jusqu'à 90°. La raison en est dans les lois de l'électricité.

Tous les êtres, tels que l'homme, les oiseaux, les singes, quelques fois les chiens, sont atteints de la maladie : tandis que les autres animaux, à colonne vertébrale parallèle au sol, ne sont jamais touchés par la cause tellurique.

Le *cuivre*, dont M. *Burq* a observé la propriété préservatrice, niée par l'*Académie de Médecine*, n'est pas un curatif. Son emploi interne pourrait, du reste, être mis difficilement en pratique. Son action préservative n'est possible que tout autant qu'on se trouve placé sur des terrains miniers ; ou dans des fabriques dans lesquelles le cuivre est élaboré en grande masse. Les ouvriers de ces fabriques, qui restent indemnes, sont ceux dont les pores de la peau sont imprégnés de la poussière de ce métal.

La propriété du cuivre consiste en la *désélectrisation* du *gaz azote* qui s'échappe du sol ; et par conséquent le rend inerte dans son action sur l'homme et les animaux.

J'attribue l'ancienne immunité de la ville de Lyon, à ce que son sous-sol, durant de très longues années, a été imprégné d'*ammoniaque* en grande quantité. C'est à cette raison sans doute que les vidangeurs doivent d'être à l'abri des attaques du choléra. Mais ce qui peut paraître paradoxal, c'est qu'on doit la présence de cette maladie dans l'*Inde anglaise* et dans les *îles* de l'*Océanie indienne*, où elle est endémique, à ce que le sol y est saturé d'*azote de potasse*, qui subit l'action décomposante des rayons solaires, qui agissent en volatilisant l'azote qui s'électrise.

L'*Ammoniaque* à haute dose est le seul agent chimique susceptible de décomposer le *cyanogène* et l'*acide hydrocyanique*. On comprendra donc que tous les autres produits dont on a fait et on fait encore emploi, ne sont d'aucune utilité, puisqu'ils sont inertes en face de la cause de la maladie. Il résulte de cette vérité, que les prétendus moyens préservatifs employés en tous lieux, y compris les cordons sanitaires, n'ont pro duit que des vexations, des persécutions et la ruine du commerce. Si on se rappelait la marche du choléra dans les épidémies antérieures, on verrait que celle de 1884 suit les mêmes lois, et par conséquent, il n'est point difficile d'en prédire à l'avance toutes les phases.

En *Europe* elle dure environ trois mois, avec des intermittences plus ou moins graves, puis disparaît pour reparaître dans le cours des dix années qui suivent.

PROCÉDÉ CURATIF INDO-MALAIS

Je me bornerai à exposer le plus brièvement possible la manière dont les *Indo-Malais* opèrent dans cette maladie, qui leur est aussi familière, que pour nous la plus innocente indisposition.

L'art des Indo-Malais ne consiste qu'à défendre les parties vitales du corps humain contre l'action paralysante du *cyanogène*.

Par des embrocations faites, comme on le verra plus bas, ils dirigent vers les intestins, où ils le noient dans les liquides qui y sont contenus, le globule de ce gaz qui devient alors inoffensif.

La brochure, dont j'ai cité déjà le titre, entre dans les plus minutieux détails sur la manière d'opérer, et les soins à prendre pour obtenir la guérison du malade. Je ne puis les exposer en leur entier ici ; je me bornerai à une indication générale, dans le but de compléter l'objet de cette lettre, qui est la démonstration de la cause cholérique.

L'inoculation faite dans les jambes, la formation du *globule cyanogène*, quelque rapide qu'elle s'opère, ne produit pas un effet immédiat sur la vitalité des muscles. Cet espace de temps est la période d'incubation. Une fois formé ce globule n'abandonne plus les muscles qu'il suit en montant vers le *thorax*.

Le premier soin à prendre est de faire coucher le malade la face vers le ciel.

La personne qui est chargée d'opérer les frictions doit alors, avec les deux mains, établir un barrage au niveau des fausses côtes, en appuyant un peu, de manière à intercepter le passage sous le *Thorax* et détenir, quand il en sentira le contact, le globule du gaz, qui vient frapper un des points des doigts, sitôt que le patient a plié les genoux, après que par des frictions sur les mollets, on est arrivé à arrêter les crampes.

Ces frictions des jambes doivent toujours être faites du genou à la cheville, et jamais de la cheville au genou. Cette recommandation s'adresse aussi aux embrocations sus-abdominales. Faites dans le sens contraire, le malade succomberait sous l'action du poison qui, s'introduirait sous le *Thorax*, amènerait l'asphyxie par son effet paralysant.

La cessation des crampes obtenue, on doit avec un ruban quelconque de la largeur de deux doigts environ, lier, en forme de jarretières, les muscles jumeaux sous le genou. Cette ligature a pour but de retenir dans les muscles des jambes, le plus de poison possible, lequel est ensuite éliminé par la transpiration abondante et générale que la réaction développe.

Dès que l'opérateur a senti le contact du petit corps globuleux sous ses doigts placés au niveau des fausses côtes, il doit s'en saisir, le détenir, en s'opposant à sa marche ascendante, ce qu'un barrage efficace opère. L'autre main étant devenue libre, il en place l'index derrière celui qui détient le corpuscule, afin de lui succéder dans ses fonctions d'interception, pendant que le premier index pousse à son tour le globule vers le nombril. Ainsi se succèdant l'un à l'autre, les index arrivent à conduire le globule de *gaz cyanogène* jusqu'à l'aine droite, en contournant à droite le nombril. On connaît que l'opération est terminée, lorsque les muscles et tout l'abdomen ont pris leur souplesse habituelle, et qu'en frictionnant on n'entend plus, sous les doigts, le bruit d'un léger craquement ressemblant à du parchemin qu'on froisserait à la main. Une friction générale sur tout l'abdomen est alors faite dans le but d'anéantir l'état de tension des muscles qui pourrait encore subsister. Cet état de tension est du à l'action du cyanogène sur les fibres musculaires que ce gaz paralyse. C'est la raison pour laquelle les muscles sous les doigts produisent ce léger bruit de parchemin froissé.

Le malade sent le retour à la santé. Il éprouve un bien-être sitôt l'opération terminée. Tous les caractères alarmants disparaissent, et les facies retournent à leur état normal.

On doit alors faire prendre au malade une infusion très chaude de *thé noir sans sucre*, qui facilite l'abondante transpiration, qui succède aux embrocations. Il faut la surveiller avec la plus grande attention, parce qu'elle a pour but d'éliminer par tous les pores du corps le poison disséminé. On doit comprendre qu'un refroidissement en condensant le toxique dans les pores tuerait infailliblement le malade.

Dès que la tasse de thé a été prise, on oblige le malade à demeurer tranquille dans son lit où il ne doit pas être trop couvert. On enveloppe sa tête d'une serviette, et on a soin de sécher le visage qui ruisselle de sueur. Dès que celle-ci cesse de se présenter, on doit changer les linges. Cette opération est très délicate par les conséquences qu'elle peut avoir pour le malade.

Tous les linges doivent être chauffés et non froids; mais il faut se garder, sous peine de reproduire la maladie, de les chauffer au charbon, parce que le carbone retenu dans le tissu du linge pénétrerait dans le corps du malade et amènerait une rechute. Il faut donc employer la chaleur humaine à cette opération.

Durant la convalescence, qui se présente généralement franche, et sans complication typhoïde due aux médicaments administrés, on ne doit donner au malade que des infusions chaudes de riz torréfié, sans sucre.

De plus amples renseignements se trouvent dans ma brochure, surtout lorsqu'il s'agit de la période algide.

Les liquides à employer pour les embrocations doivent être des antispamodiques, de l'*alcool camphré*, de l'*huile de coco* dans laquelle on mettra quelques gouttes d'*huile de caïeput*, et tous autres antispasmo-diques qui aideraient à rendre aux muscles leur sou-plesse naturelle.

Tels sont dans leur plus grande simplicité les con-seils à suivre pour opérer les frictions *Indo-malaises;* et je me réfère pour de plus minutieux détails à ma brochure déjà citée.

Je soumets, Monsieur, à votre jugement, le contenu de cette longue lettre ; et je viens vous prier, dans un but humanitaire, d'y porter toute votre attention ; puis d'en propager, par tous les moyens possibles, la con-naissance au public, qui en retirera de salutaires effets.

Je vous remercie à l'avance, Monsieur, du bienveil-lant accueil que vous ferez à mon zèle d'être, pour la seconde fois dans une épidémie cholérique, utile à mes compatriotes et à l'humanité par la propagation d'un moyen curatif, efficace, en usage dans les îles de la Sonde.

Veuillez agréer, Monsieur, l'assurance de ma con-sidération distinguée.

Henry GUIBERT.

(De Cadix).

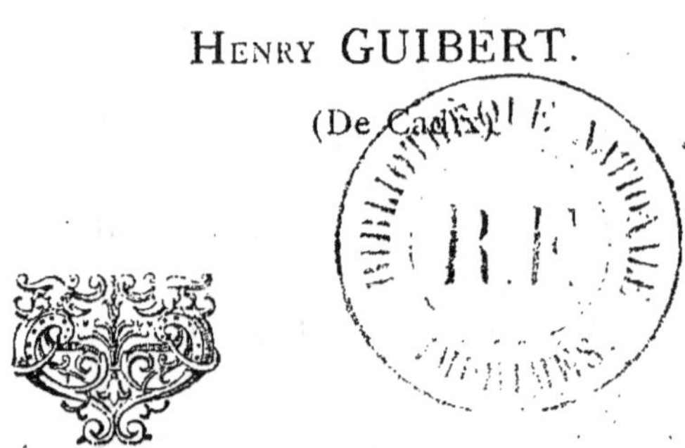

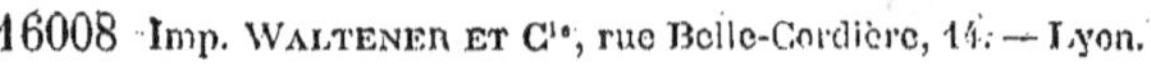

16008 Imp. WALTENER ET Cⁱᵉ, rue Belle-Cordière, 14. — Lyon.